Entendendo e Superando a Falta de Libido e Orgasmo

Introdução

A falta de libido e dificuldade para atingir o orgasmo são questões complexas que podem ser influenciadas por diversos fatores.

Adentremos juntos a intricada paisagem da sexualidade humana, onde a falta de libido e as dificuldades para atingir o orgasmo são como nebulosas misteriosas, cujos contornos revelam muito mais do que a mera ausência de desejo ou prazer. Nesta apresentação, mergulharemos nas profundezas dessas questões, explorando os inúmeros fatores que moldam e influenciam essa parte essencial da experiência humana.

Fator hormonal

Desbalanço hormonal: Alterações nos níveis de estrogênio, progesterona e testosterona podem afetar o desejo sexual.

No complexo teatro da sexualidade humana, os hormônios desempenham papéis cruciais, moldando nossos desejos e impulsos mais íntimos. Quando os delicados equilíbrios hormonais são perturbados, os efeitos podem reverberar em toda a esfera da intimidade. Alterações nos níveis de estrogênio, progesterona e testosterona podem desencadear um complexo dançar de sombras sobre o desejo sexual, influenciando desde o fogo ardente da paixão até a chama sutil da ternura.

Menopausa: A diminuição dos hormônios sexuais pode levar a uma redução no interesse sexual.

Na jornada da vida, a menopausa emerge como uma encruzilhada onde os caminhos dos hormônios sexuais começam a se desvanecer. À medida que os níveis de estrogênio e progesterona declinam, o cenário está pronto para uma redução no interesse sexual. Ondas de calor e suores noturnos podem obscurecer a visão do desejo, enquanto o corpo se ajusta a uma nova realidade hormonal. Um capítulo de transição, onde a sabedoria encontra-se com a incerteza, marcando o início de uma nova era na jornada sexual da mulher.

Distúrbios endócrinos: Condições como a síndrome dos ovários policísticos podem impactar a libido.

Nas trilhas tortuosas dos distúrbios endócrinos, encontramos as sombras que assombram o desejo sexual. Condições como a síndrome dos ovários policísticos lançam uma sombra sobre a libido, desafiando a harmonia hormonal. Ovários rebeldes, produzindo excesso de androgênios, podem perturbar o delicado equilíbrio hormonal, criando uma cacofonia de desejos discordantes. É uma dança sombria onde a busca pela intimidade se desenrola em meio aos espinhos da disfunção hormonal.

Os vínculos entre hormônios e desejo sexual tecem uma tapeçaria complexa, onde as cores vibrantes da paixão se misturam com as sombras da disfunção hormonal. À medida que exploramos os mistérios da intimidade, é essencial reconhecer o papel fundamental que os hormônios desempenham em nossas vidas sexuais. Ao buscar a harmonia hormonal, abrimos as portas para uma intimidade mais profunda e satisfatória, onde o desejo floresce em sua plenitude, livre das sombras que o obscurecem.

Estresse e ansiedade

O estresse pode levar à falta de libido nas mulheres. Quando sobrecarregadas, muitas mulheres podem sentir uma diminuição no interesse sexual.

No intricado tecido da sexualidade feminina, o estresse emerge como um protagonista silencioso, lançando sombras sobre o brilho do desejo. Como uma névoa sutil, o estresse pode se infiltrar nas dobras mais íntimas da mente e do corpo, turvando a visão da paixão e obscurecendo o caminho para a intimidade. Nesta exploração, desvendaremos os intricados efeitos do estresse na libido feminina, revelando como o fardo da sobrecarga pode afetar a chama ardente do desejo.

Para muitas mulheres, a sobrecarga do cotidiano pode se manifestar como um peso esmagador sobre a libido. Demandas profissionais, responsabilidades familiares, preocupações financeiras - cada uma uma pedra adicional no fardo já pesado do estresse. Sob essa carga, o desejo pode murchar, tornando-se uma sombra pálida do que já foi. A mente, ocupada com preocupações e ansiedades, deixa pouco espaço para a luxúria e o prazer.

o estresse pode turvar o caminho para a intimidade. A mente preocupada, incapaz de se desligar das preocupações do dia-a-dia, encontra pouco espaço para se entregar ao prazer sensorial. O corpo tenso e exausto, sobrecarregado pelas demandas da vida moderna, encontra-se em constante estado de alerta, incapaz de relaxar e se entregar à sexo.

Apesar dos desafios apresentados pelo estresse, também encontramos oportunidades para a resiliência e o crescimento. Ao reconhecer e enfrentar o fardo da sobrecarga, podemos aprender a priorizar o autocuidado e a busca pelo equilíbrio. Estratégias como a prática regular de exercícios, a meditação e o estabelecimento de limites saudáveis podem ajudar a aliviar o estresse e abrir espaço para a ressurgência do desejo.

Ao final desta jornada, somos lembrados da delicada dança entre estresse e desejo, uma dança que exige equilíbrio, compreensão e autocompaixão. Que esta exploração nos conduza a uma compreensão mais profunda da complexidade da libido feminina e nos inspire a buscar a harmonia entre mente, corpo e coração.

A ansiedade excessiva pode interferir na capacidade de se envolver em atividades prazerosas, incluindo o desejo sexual.

Em meio aos labirintos da mente, a ansiedade ergue seus véus, obscurecendo a visão da intimidade e do prazer. Para muitas mulheres, a ansiedade excessiva pode ser como uma sombra persistente, lançando-se sobre a capacidade de se envolver em atividades prazerosas, incluindo o desejo sexual. Nesta exploração, desvendaremos os véus que envolvem a relação entre ansiedade e sexualidade feminina, revelando os desafios e as oportunidades que surgem quando enfrentamos esse intricado enigma.

Quando a ansiedade se instala, sua sombra envolve a mente e o corpo, diminuindo o brilho do desejo sexual. Preocupações incessantes, pensamentos catastróficos e medos irracionais podem consumir a consciência, deixando pouco espaço para a luxúria e a paixão. O corpo tenso e agitado, sobrecarregado pelo peso da ansiedade, encontra-se em constante estado de alerta, incapaz de relaxar e se entregar ao prazer sensorial.

Como um labirinto sinuoso, a mente ansiosa pode desafiar a capacidade de desfrutar do momento presente. Pensamentos intrusivos e auto-críticas incessantes podem minar a confiança e a autoestima, criando um terreno fértil para a inibição sexual. A mente preocupada, incapaz de se desligar das preocupações do dia-a-dia, encontra pouco espaço para se entregar ao prazer e à intimidade.

Apesar dos desafios apresentados pela ansiedade, também encontramos oportunidades para a resiliência e o crescimento. Ao enfrentar os labirintos da mente ansiosa, podemos aprender a cultivar a autocompaixão e a busca pelo equilíbrio emocional. Estratégias como a prática de técnicas de relaxamento, a terapia cognitivo-comportamental e a busca por apoio emocional podem ajudar a aliviar a ansiedade e abrir espaço para a ressurgência do desejo sexual.

O primeiro passo na jornada de alívio da ansiedade é o cultivo da serenidade interior por meio de técnicas de relaxamento. Meditação, respiração profunda, yoga e mindfulness são ferramentas poderosas que podem acalmar a mente agitada e relaxar o corpo tensionado. Ao abrir espaço para o silêncio interior, criamos uma atmosfera propícia para a renovação do desejo sexual, liberando a tensão acumulada e convidando a serenidade e o prazer de volta à nossa vida.

A terapia cognitivo-comportamental (TCC) emerge como um farol de esperança nas águas turbulentas da ansiedade. Por meio da TCC, aprendemos a identificar e desafiar os padrões de pensamento negativos e distorcidos que alimentam a ansiedade, substituindo-os por crenças mais adaptativas e realistas. Ao transformar nossos pensamentos e comportamentos, abrimos espaço para uma nova narrativa sobre a intimidade e o desejo sexual, cultivando uma atitude mais positiva e capacitada em relação à nossa sexualidade.

Medicamentos e contraceptivos

Alguns medicamentos podem afetar negativamente a libido, causando diminuição do desejo sexual.

Enquanto buscamos alívio para nossos males físicos, muitas vezes nos deparamos com um preço inesperado a pagar: a diminuição do desejo sexual. Nesta exploração, sondaremos as complexidades dos efeitos colaterais medicamentosos na libido feminina, revelando como essas sombras podem lançar-se sobre a intimidade, desafiando nossa busca por prazer e conexão.

Enquanto os medicamentos oferecem alívio para uma variedade de condições físicas, seu uso pode desencadear uma série de efeitos colaterais indesejados, incluindo a diminuição do desejo sexual. Antidepressivos, contraceptivos hormonais, anti-hipertensivos e muitos outros medicamentos podem afetar os níveis hormonais e

neurotransmissores, interferindo na função sexual e na libido. Assim, nos encontramos diante do duplo fardo da cura e da intimidade, onde a busca pela saúde física colide com o desejo por conexão e prazer.

À medida que nos aventuramos pelos intricados labirintos dos efeitos colaterais

medicamentosos, nos deparamos com escolhas difíceis e compromissos dolorosos. Devemos equilibrar os benefícios terapêuticos dos medicamentos com os potenciais custos para nossa vida sexual e emocional. Às vezes, as soluções podem ser tão complexas quanto as condições que buscamos tratar, exigindo uma abordagem

multidisciplinar e colaborativa para encontrar o equilíbrio ideal.

Apesar dos desafios apresentados pelos efeitos colaterais medicamentosos, encontramos espaço para a esperança e a renovação. Consultar-se com um profissional de saúde qualificado pode fornecer insights valiosos sobre alternativas de tratamento e estratégias para mitigar os efeitos colaterais. Terapias complementares, ajustes de

dose, mudanças de medicamento e a busca por formas alternativas de prazer e conexão podem abrir novos caminhos para a renovação da intimidade, apesar das sombras que assombram nossos tratamentos medicamentosos.

Enquanto concluímos nossa jornada pelos efeitos colaterais dos medicamentos na libido feminina, lembramo-nos da importância de honrar nossa busca por saúde física e bem-estar emocional.

Que esta exploração nos inspire a buscar soluções criativas e compassivas para os desafios que enfrentamos, e que nos conduza rumo à renovação da intimidade e à autenticidade em nossas vidas.

Contraceptivos hormonais

Alguns métodos anticoncepcionais podem impactar os níveis hormonais, afetando a excitação sexual.

Os contraceptivos hormonais surgem como faróis de escolha e autonomia. No entanto, por trás de suas promessas de controle de natalidade eficaz, muitas mulheres descobrem um mar revolto de efeitos colaterais inesperados, incluindo

mudanças nos níveis hormonais que podem impactar a excitação sexual. Nesta exploração, mergulharemos nas profundezas dos contraceptivos hormonais e seu potencial efeito sobre a libido feminina, navegando pelas correntezas da escolha, da excitação e da contracepção.

Enquanto as mulheres embarcam na jornada da contracepção hormonal, muitas descobrem que estão navegando em um mar de mudanças hormonais. Os contraceptivos hormonais, incluindo pílulas anticoncepcionais, adesivos, injeções e dispositivos intrauterinos, podem alterar os níveis de estrogênio,

progesterona e testosterona no corpo, afetando a excitação sexual. Para algumas mulheres, essa mudança na maré hormonal pode resultar em uma diminuição do desejo sexual, deixando-as à deriva em um oceano de ambivalência e preocupação.

À medida que enfrentam as correntezas da escolha contraceptiva, as mulheres são confrontadas com uma variedade de opções e compromissos. Cada método contraceptivo hormonal oferece benefícios e desafios únicos, e a escolha entre eles pode ser uma jornada pessoal e complexa. Ao navegar por estas correntezas, é essencial que as mulheres estejam bem informadas sobre os potenciais efeitos colaterais dos contraceptivos hormonais, incluindo seu impacto na libido e na excitação sexual.

Alternativas contraceptivas não hormonais, como dispositivos intrauterinos de cobre, preservativos e métodos de monitoramento da fertilidade, oferecem opções para aqueles que desejam evitar os efeitos colaterais hormonais. Além disso, estratégias para mitigar os efeitos colaterais, como ajustes de dose, mudanças de método ou combinações de terapias, podem ajudar a aliviar

o impacto dos contraceptivos hormonais na libido feminina.

À medida que concluímos nossa jornada através das águas dos contraceptivos hormonais e seu impacto na excitação sexual feminina, lembramo-nos da importância de honrar a escolha e a autonomia das mulheres em todas as áreas de sua saúde sexual e reprodutiva. Que esta exploração nos inspire a navegar com sabedoria e consciência, encontrando um equilíbrio entre controle de natalidade eficaz,

saúde hormonal e bem-estar sexual.

Efeitos secundários de contraceptivos

Alguns contraceptivos podem causar diminuição da lubrificação vaginal, interferindo na experiência sexual.

A lubrificação vaginal desempenha um papel crucial no conforto e no prazer durante a atividade sexual. No entanto, alguns contraceptivos, especialmente aqueles que contêm hormônios, podem causar uma diminuição nesse aspecto. A redução da lubrificação vaginal pode levar a desconforto, dor durante a penetração e uma diminuição geral na satisfação sexual. Essa sombra na intimidade pode criar desafios emocionais e relacionais, afetando a autoestima e o bem-estar das mulheres.

A diminuição da lubrificação vaginal pode ser atribuída principalmente a alterações nos níveis hormonais. Os contraceptivos hormonais, como pílulas anticoncepcionais, adesivos, injeções e anéis vaginais, podem interferir no equilíbrio hormonal natural do corpo, resultando em uma produção reduzida de fluidos vaginais. Além disso, alguns dispositivos intrauterinos (DIU) também podem causar esse efeito colateral.

Para mulheres que experimentam diminuição da lubrificação vaginal devido aos contraceptivos, existem algumas estratégias que podem ajudar a mitigar o problema. O uso de lubrificantes à base de água durante a atividade sexual pode proporcionar alívio temporário do desconforto e melhorar a experiência sexual. Além disso, conversar com um médico sobre a possibilidade de mudar para um método contraceptivo diferente, como contraceptivos não hormonais, pode ser uma opção para algumas mulheres.

efeitos secundários dos contraceptivos na lubrificação vaginal, reconhecemos a importância de abordar essas questões de forma holística e compassiva. É fundamental que as mulheres se sintam capacitadas a discutir esses problemas com seus médicos e a buscar soluções que atendam às suas necessidades individuais. Ao fazê-lo, podemos promover uma intimidade feminina mais empoderada e satisfatória, livre das sombras que interferem em nossa conexão mais profunda.

Problemas de saúde e dor no ato sexual

Dor

A dor durante o ato sexual pode ser causada por diversos fatores, incluindo condições médicas e tensão muscular.

Essa manifestação dolorosa, muitas vezes subestimada e silenciada, pode ter raízes profundas e impactos significativos na vida sexual e emocional das mulheres. Nesta exploração, desvendaremos as múltiplas facetas da dor sexual,

compreendendo suas origens e seus impactos na intimidade feminina.

A dor durante o ato sexual pode ser originada por uma variedade de fatores, desde condições médicas até tensões musculares e questões emocionais. Condições como endometriose, vaginismo, infecções do trato urinário e atrofia vaginal podem contribuir para a experiência de dor. Além disso, traumas emocionais, falta de lubrificação

vaginal adequada, estresse e ansiedade também podem desempenhar um papel significativo na manifestação da dor sexual.

A presença persistente da dor sexual pode desencadear ciclos de sofrimento emocional e desconexão íntima. O medo da dor pode levar à evitação do sexo, criando tensões adicionais nos relacionamentos e afetando a autoestima e o bem-estar emocional das mulheres. Além

disso, a incapacidade de desfrutar de uma sexualidade plena pode causar sentimento de frustração e inadequação, prejudicando ainda mais a qualidade de vida sexual e emocional das mulheres.

Apesar dos desafios apresentados pela dor sexual, existem soluções e estratégias que podem ajudar as mulheres a enfrentar esse problema e recuperar sua intimidade. Consultar um profissional de

saúde qualificado é o primeiro passo importante para identificar a causa subjacente da dor e desenvolver um plano de tratamento adequado. Isso pode envolver uma combinação de abordagens médicas, terapias físicas, terapias sexuais e apoio emocional para abordar os diferentes aspectos da dor sexual.

À medida que concluímos nossa jornada pelas sombras da dor sexual, somos lembrados da importância de abordar essa questão com compreensão, empatia e respeito. Cada mulher merece ter uma sexualidade plena e satisfatória, livre das limitações impostas pela dor. Que esta exploração nos inspire a buscar soluções criativas e compassivas, capacitando as mulheres a redescobrir a intimidade e o prazer em suas vidas.

Problemas de Saúde

Problemas de saúde, como infecções, podem contribuir para a dor durante o ato sexual.

Problemas de saúde, como infecções e condições médicas, podem lançar sombras sobre a intimidade, causando dor e desconforto durante o ato sexual. Nesta exploração, mergulharemos nas profundezas dessas interações,

compreendendo como as infecções e outros problemas de saúde podem contribuir para a dor sexual e seus impactos na vida das mulheres.

Infecções do trato urinário, infecções fúngicas, doenças sexualmente transmissíveis (DSTs) e outras condições infecciosas podem inflamar os tecidos genitais, causando dor durante o sexo. A presença de bactérias, fungos ou vírus no trato genital pode desencadear irritação, sensibilidade

aumentada e até mesmo lesões, tornando a atividade sexual desconfortável e dolorosa. Além disso, a inflamação crônica associada a certas condições, como a doença inflamatória pélvica, pode contribuir para a dor persistente durante o sexo.

Além das infecções, outras condições de saúde crônicas podem afetar a experiência sexual das mulheres.

Endometriose, síndrome do intestino irritável, fibromialgia e outras condições médicas podem causar dor crônica, fadiga e desconforto, dificultando a participação plena na atividade sexual. A presença desses problemas de saúde pode criar barreiras físicas e emocionais para a intimidade, impactando negativamente a qualidade de vida sexual das mulheres.

Uma abordagem multidisciplinar é essencial para abordar a dor sexual relacionada a problemas de saúde. Consultar profissionais de saúde qualificados, como ginecologistas, urologistas, fisioterapeutas e terapeutas sexuais, pode ajudar a identificar a causa subjacente da dor e desenvolver um plano de tratamento individualizado. Isso pode incluir o uso de medicamentos para tratar infecções, terapias físicas para aliviar a dor crônica e terapias

sexuais para abordar questões emocionais relacionadas à intimidade.

Cada mulher merece ter acesso a cuidados de saúde que reconheçam e abordem suas necessidades físicas, emocionais e sexuais. Que esta exploração nos inspire a buscar soluções criativas e colaborativas, capacitando as mulheres a viver vidas plenas e satisfatórias, livres da dor e do desconforto que podem obscurecer a intimidade.

Tratamento

É importante buscar orientação médica para identificar e tratar possíveis condições de saúde que causam desconforto durante o sexo.

Quando o sexo se torna uma fonte de desconforto e dor, buscar ajuda profissional é essencial para identificar e tratar possíveis condições de saúde subjacentes. Nesta exploração, destacaremos a importância dessa orientação médica na abordagem da dor sexual, capacitando as mulheres a enfrentar esses desafios com segurança e cuidado.

Um aspecto crucial da orientação médica na dor sexual é a identificação precisa da causa subjacente. Enquanto alguns problemas de saúde, como infecções do trato urinário ou doenças sexualmente transmissíveis, podem ser facilmente diagnosticados por meio de exames laboratoriais, outros, como endometriose ou síndrome do intestino irritável, podem exigir uma avaliação mais aprofundada. Consultar um médico qualificado permite que as mulheres recebam o diagnóstico correto e o tratamento adequado para suas condições individuais.

Na abordagem da dor sexual, muitas vezes é necessária uma abordagem multidisciplinar que integre diferentes especialidades médicas. Ginecologistas, urologistas, fisioterapeutas, psicólogos e terapeutas sexuais podem trabalhar em conjunto para fornecer uma avaliação abrangente e um plano de tratamento personalizado. Essa colaboração entre profissionais de saúde permite uma compreensão mais completa das necessidades das mulheres e uma resposta mais eficaz aos seus problemas de saúde sexual.

Além de tratar a causa específica da dor sexual, é importante

considerar o bem-estar geral das mulheres. Isso inclui abordar fatores como saúde mental, qualidade do sono, alimentação saudável e prática regular de exercícios físicos, que podem influenciar diretamente a saúde sexual. Uma abordagem holística leva em conta todos os aspectos da vida das mulheres, promovendo a saúde e o bem-estar em sua totalidade.

Ao final desta exploração sobre a importância da orientação médica na abordagem da dor

sexual, reconhecemos que buscar ajuda profissional não é apenas um passo crucial para aliviar o desconforto físico, mas também uma jornada de autocuidado e autoconhecimento. Cada mulher merece ter acesso a cuidados de saúde que reconheçam e abordem suas necessidades individuais, promovendo uma vida plena e satisfatória em todos os aspectos. Que esta jornada de cuidado e capacitação inspire todas as mulheres a buscar o apoio necessário para uma vida sexual e íntima gratificante.

Traumas e Experiências Passadas

Experiências traumáticas e momentos difíceis do passado podem impactar significativamente a libido e o prazer sexual das mulheres. A ansiedade, o medo e a falta de confiança resultantes dessas experiências podem afetar a capacidade de desfrutar de uma vida sexual plena e satisfatória.

de deveria florescer o prazer e a intimidade, muitas mulheres carregam consigo a sombra do trauma, que lança suas garras sobre a libido e o prazer sexual. Nesta jornada, vamos explorar os profundos impactos emocionais dessas experiências no desejo e na satisfação sexual das mulheres, buscando caminhos para a cura e a redescoberta da intimidade.

Expexeriências traumáticas, como abuso sexual, violência doméstica, agressão sexual ou outras formas de violência interpessoal, deixam marcas indeléveis na psique das mulheres. O medo, a ansiedade e a falta de confiança resultantes dessas experiências podem criar barreiras emocionais que se estendem até a esfera íntima. A capacidade de se entregar ao prazer sexual pode ser comprometida, pois o corpo e a mente permanecem em estado de alerta, temendo reviver o trauma passado.

A ansiedade e o medo relacionados ao trauma podem se manifestar de várias maneiras durante a atividade sexual, incluindo ataques de pânico, flashbacks ou simplesmente uma incapacidade de relaxar e se entregar ao momento presente. Esses sentimentos podem criar um ciclo auto-reforçador, onde o medo do desconforto ou da retraumatização durante o sexo perpetua a ansiedade, levando a uma diminuição ainda maior no desejo e no prazer sexual.

Embora o caminho para a cura possa ser longo e desafiador, existem estratégias e recursos disponíveis para apoiar as mulheres em sua jornada de reconstrução da intimidade. Terapia individual ou de casal, especialmente abordagens baseadas em trauma, como a terapia do processamento cognitivo ou a terapia cognitivo-comportamental focada no trauma, podem ajudar a abordar os aspectos emocionais do trauma e a desenvolver habilidades para gerenciar a ansiedade durante o sexo. Além disso, práticas de autocuidado, como mindfulness, meditação e yoga, podem ajudar a reduzir o estresse e a promover o relaxamento, criando espaço para a redescoberta do prazer sexual.

À medida que concluímos nossa jornada através dos desafios da traumática e da sexualidade feminina, reconhecemos a coragem e a resiliência das mulheres que enfrentam esses obstáculos. Que esta exploração sirva como um farol de esperança, iluminando o caminho para a cura, a reconexão e o florescimento sexual. Cada mulher merece experimentar uma intimidade profunda e gratificante, livre das sombras do passado e ancorada na autoconfiança e no amor próprio.

Falta de comunicação e intimidade, e problema no relacionamento

Comunicação falha

a falta de comunicação e intimidade pode se erguer como uma barreira intransponível, obscurecendo o caminho para a conexão profunda e o entendimento mútuo. Quando os sentimentos e desejos são relegados ao silêncio, os relacionamentos podem se tornar campos minados de mal-entendidos e ressentimentos. Nesta exploração, vamos desvendar os véus que obscurecem a comunicação e a expressão emocional nos relacionamentos, buscando caminhos para a reconstrução da intimidade perdida.

A falta de comunicação e intimidade pode lançar sombras escuras sobre os relacionamentos, minando a confiança e a conexão entre os parceiros. Quando os sentimentos e desejos não são expressos abertamente, as necessidades emocionais e físicas podem ser negligenciadas, levando à frustração e ao distanciamento. O silêncio pode criar um vácuo de incompreensão, onde as palavras não ditas ecoam mais alto do que aquelas que são pronunciadas.

Para muitas pessoas, expressar sentimentos e desejos pode ser uma tarefa assustadora e desafiadora. Traumas passados, inseguranças pessoais e padrões de comunicação disfuncionais podem criar barreiras que dificultam a abertura emocional nos relacionamentos. O medo da rejeição, o receio de parecer vulnerável e a falta de habilidades de comunicação eficazes podem contribuir para o ciclo de silêncio e distanciamento.

Apesar dos desafios apresentados pela falta de comunicação e intimidade, existem estratégias e recursos disponíveis para ajudar os casais a reconstruir a conexão perdida. Cultivar uma cultura de comunicação aberta e respeitosa é essencial, onde os parceiros se sintam seguros para expressar seus sentimentos e desejos sem medo de julgamento ou rejeição. Isso pode envolver práticas como escuta ativa, validação de emoções e comunicação não violenta.

À medida que concluímos nossa jornada pelos desafios da falta de comunicação e intimidade nos relacionamentos, lembramo-nos da importância de nutrir a conexão emocional e fortalecer os laços de confiança e compreensão. Que esta exploração nos inspire a buscar uma comunicação mais aberta e autêntica com nossos parceiros, criando espaço para a expressão plena de nossos sentimentos e desejos. Por meio da comunicação honesta e da vulnerabilidade mútua, podemos reconstruir a intimidade perdida e fortalecer os alicerces de relacionamentos saudáveis e satisfatórios.

Falta de intimidade

O distanciamento emocional e físico pode se erguer como uma parede impenetrável, separando os parceiros e obscurecendo a conexão íntima. Quando a intimidade é substituída pelo vazio, os relacionamentos perdem sua vitalidade, deixando para trás uma sensação de desconexão e solidão. Nesta exploração, mergulharemos nas profundezas desse distanciamento, buscando compreender suas origens e descobrir caminhos para a reconstrução da intimidade perdida.

O distanciamento emocional e físico pode ter raízes profundas, enraizadas em uma variedade de fatores, desde a falta de comunicação até experiências passadas de mágoa ou trauma. À medida que os parceiros se afastam um do outro, a conexão íntima pode se desgastar, deixando para trás um vácuo de solidão e incompreensão. O distanciamento cria uma lacuna entre os parceiros, onde as necessidades emocionais e físicas não são atendidas, levando ao declínio gradual da intimidade e da satisfação no relacionamento.

O distanciamento emocional e físico pode se manifestar de várias maneiras sutis, incluindo falta de comunicação, diminuição da demonstração de afeto, evitação de contato físico e compartilhamento limitado de experiências pessoais. À medida que os parceiros se retiram para dentro de si mesmos, a sensação de isolamento e alienação pode se aprofundar, criando um abismo entre eles. Reconhecer esses sinais é o primeiro passo crucial para iniciar o processo de reconexão e cura.

Apesar dos desafios apresentados pelo distanciamento, existem estratégias e recursos disponíveis para ajudar os casais a reconstruir a intimidade perdida. Priorizar a comunicação aberta e honesta é fundamental, permitindo que os parceiros expressem suas necessidades, desejos e preocupações de forma segura e respeitosa. Além disso, dedicar tempo para reconectar-se emocional e fisicamente por meio de atividades compartilhadas, gestos de carinho e intimidade física pode ajudar a fortalecer os laços do relacionamento e reacender a paixão perdida.

Lembre-se; No entanto, enquanto esses elementos desempenham papéis fundamentais tanto para homens quanto para mulheres, suas manifestações e impactos podem diferir. Tradicionalmente, acredita-se que os homens são conquistados principalmente pela atração visual, enquanto as mulheres são mais influenciadas pelo toque físico. Essas percepções oferecem insights valiosos sobre as nuances da excitação e da intimidade em ambos os sexos, destacando a importância de compreender e honrar as diferentes necessidades e desejos.

Para muitos homens, a atração visual desempenha um papel proeminente na excitação sexual e na busca por parceiros. Estímulos visuais, como a aparência física e os sinais de fertilidade, frequentemente despertam o desejo masculino e desencadeiam respostas fisiológicas de excitação. A mídia, a cultura popular e as normas sociais frequentemente reforçam essa associação entre atração e estímulos visuais, alimentando ideais de beleza e sexualidade que moldam as expectativas masculinas em relação aos parceiros e à intimidade.

Por outro lado, muitas mulheres encontram na sensação tátil e no toque físico uma fonte vital de conexão emocional e prazer sexual. O toque sensível, carinhoso e íntimo pode despertar respostas físicas e emocionais profundas, fortalecendo os laços afetivos e criando um ambiente propício para a intimidade. Para as mulheres, o toque é muitas vezes visto como uma expressão de amor, cuidado e desejo, essencial para construir e manter relacionamentos satisfatórios e gratificantes.

É importante reconhecer que essas generalizações não capturam completamente a diversidade e complexidade da sexualidade humana. Homens e mulheres são seres individuais, com uma ampla gama de experiências, preferências e desejos. Além disso, as dinâmicas da atração e do toque podem variar significativamente de acordo com o contexto cultural, social e pessoal de cada indivíduo.

A chave para uma intimidade sexual satisfatória reside na comunicação aberta, na empatia mútua e no respeito pelos desejos e limites do parceiro. Ao reconhecer e valorizar as diversas maneiras pelas quais homens e mulheres experimentam e expressam sua sexualidade, podemos criar relacionamentos mais íntimos, gratificantes e inclusivos, onde o desejo e a conexão florescem em harmonia.

Problemas na relação

Os conflitos não resolvidos são como rochas afiadas no leito do rio da intimidade, criando obstáculos que dificultam a fluidez da conexão emocional e física entre os parceiros. Sentimentos de ressentimento, raiva e frustração podem se acumular ao longo do tempo, criando uma atmosfera carregada que sufoca o relacionamento e a expressão sexual. A falta de comunicação e resolução pode levar a um distanciamento gradual entre os parceiros, deixando para trás uma sensação de desconexão e desânimo.

Os sinais do conflito não resolvido podem se manifestar de várias maneiras na vida sexual do casal. A falta de desejo, a evitação de intimidade física, a diminuição da satisfação sexual e até mesmo conflitos diretos durante o sexo podem ser indicadores de que os problemas não resolvidos estão minando a conexão íntima. Além disso, a presença persistente de estresse e tensão emocional pode criar uma barreira psicológica que dificulta a entrega e a vulnerabilidade necessárias para uma intimidade sexual satisfatória.

Enfrentar os conflitos não resolvidos requer coragem, compaixão e comprometimento mútuo. É essencial que os parceiros se sintam seguros para expressar suas preocupações, desejos e necessidades de forma aberta e respeitosa. A comunicação eficaz, a escuta ativa e a prática do perdão são fundamentais para desfazer os nós dos conflitos e abrir espaço para a reconstrução da intimidade. Além disso, buscar a orientação de um terapeuta de casais qualificado pode fornecer ferramentas e insights adicionais para enfrentar os desafios do relacionamento de forma construtiva.

Que esta exploração nos inspire a buscar ativamente a resolução dos conflitos em nossos relacionamentos, cultivando uma cultura de comunicação aberta, perdão mútuo e comprometimento com o crescimento conjunto. Por meio do esforço conjunto e do respeito mútuo, podemos superar os obstáculos do conflito e renovar a intimidade compartilhada, criando relacionamentos mais fortes.

O que acontece durante o Pós parto

Durante o pós-parto, a mulher enfrenta uma série de desafios físicos e emocionais enquanto seu corpo se recupera do parto e se adapta às demandas da maternidade. Um aspecto significativo desse período é a recuperação física, que pode envolver cicatrização de feridas, restauração da saúde uterina e reequilíbrio hormonal. No entanto, essa fase também pode impactar a vida sexual da mulher, com mudanças hormonais, fadiga e outras questões físicas afetando seu desejo e resposta sexual.

O corpo da mulher precisa de tempo para se recuperar dos efeitos do parto. Isso inclui a cicatrização de qualquer incisão cirúrgica, como uma cesariana, assim como a recuperação de possíveis lacerações perineais. Além disso, o útero precisa se contrair e voltar ao tamanho normal, o que pode causar cólicas e desconforto abdominal. Durante esse período, é fundamental que a mulher tenha tempo suficiente para descansar e se recuperar, o que pode afetar sua energia e disposição para atividades físicas, incluindo o sexo.

Os níveis hormonais da mulher sofrem flutuações significativas. A queda nos níveis de estrogênio e progesterona, juntamente com o aumento da prolactina para apoiar a amamentação, pode afetar o desejo sexual e a resposta sexual. Algumas mulheres podem experimentar uma diminuição temporária no desejo sexual devido a essas mudanças hormonais, enquanto outras podem sentir-se menos confortáveis com a ideia de atividade sexual enquanto se adaptam às novas demandas da maternidade.

A chegada de um recém-nascido muitas vezes traz consigo uma nova rotina de sono interrompido e demandas constantes de cuidados infantis. A fadiga resultante pode deixar a mulher fisicamente exausta e emocionalmente sobrecarregada, o que pode afetar sua disposição para o sexo e sua capacidade de se engajar plenamente na intimidade. Além disso, a falta de tempo e espaço pessoal devido às demandas da maternidade pode dificultar a criação de momentos íntimos com o parceiro, aumentando a tensão na relação.

É essencial que o casal se comunique abertamente sobre suas necessidades, preocupações e expectativas em relação à vida sexual. Isso pode envolver discutir quaisquer mudanças físicas ou emocionais que a mulher esteja enfrentando, encontrar maneiras criativas de manter a intimidade mesmo em meio à fadiga e ao estresse, e buscar apoio mútuo para enfrentar os desafios da nova parentalidade. Ao se apoiarem um ao outro e manterem linhas abertas de comunicação, o casal pode superar os desafios do pós-parto e fortalecer sua conexão íntima ao longo do tempo.

O período pós-parto é um momento de transição e ajuste para a mulher e o casal, exigindo compreensão, paciência e apoio mútuo. Enquanto o corpo da mulher se recupera do parto e se adapta às mudanças hormonais, sua vida sexual pode ser temporariamente afetada. No entanto, com comunicação aberta, apoio mútuo e compreensão das necessidades e limitações de cada parceiro, é possível manter e fortalecer a conexão íntima durante esse período desafiador.

Lembre-se, a experiência do pós-parto é única para cada mulher e casal, e é importante buscar apoio profissional se surgirem preocupações ou dificuldades significativas na vida sexual ou no relacionamento.

Mudanças Emocionais

O pós-parto é um período de profunda transformação não apenas no corpo físico, mas também no mundo emocional das mulheres. Enquanto se ajustam às demandas da maternidade, elas são submergidas por uma maré de emoções intensas que variam desde a exuberância da maternidade até a exaustão esmagadora. Nesta exploração, mergulharemos nas profundezas dessas mudanças emocionais, reconhecendo sua complexidade e impacto na jornada pós-parto das mulheres.

A exaustão pós-parto é uma realidade palpável para muitas mulheres, que enfrentam noites sem dormir e demandas constantes de cuidados com o bebê. A falta de sono adequado pode deixar as mulheres física e emocionalmente esgotadas, tornando-as mais vulneráveis a oscilações de humor e sentimentos de sobrecarga. A exaustão pode afetar sua capacidade de lidar com o estresse e desfrutar plenamente dos momentos de alegria e conexão com o bebê.

Apesar dos desafios do pós-parto, muitas mulheres experimentam uma profunda sensação de alegria e euforia ao receberem seus bebês. Esses momentos de ternura e admiração podem ser poderosos, criando laços emocionais fortes e duradouros entre mãe e filho. No entanto, esses sentimentos de alegria podem coexistir com outros, como ansiedade e preocupação, criando uma tapeçaria complexa de emoções que caracteriza o período pós-parto.

Por outro lado, o pós-parto também pode ser marcado por sentimentos de tristeza, melancolia e até mesmo depressão pós-parto. Esses sentimentos podem ser desencadeados por uma variedade de fatores, incluindo mudanças hormonais, falta de sono, estresse e ajuste às novas responsabilidades da maternidade. É importante que as mulheres se sintam à vontade para expressar e buscar apoio para essas emoções, sem julgamento ou estigma.

A ansiedade pós-parto é uma experiência comum para muitas mulheres, que podem se preocupar com a saúde e segurança de seus bebês, seu próprio bem-estar pós-parto e sua capacidade de cuidar adequadamente de suas famílias. Esses sentimentos de preocupação e inquietação podem ser avassaladores, mas é importante que as mulheres saibam que não estão sozinhas e que existem recursos e apoio disponíveis para ajudá-las a navegar por essas águas turbulentas.

O pós-parto é um período de transição e transformação, repleto de altos e baixos, desafios e triunfos. Que possamos oferecer compreensão, apoio e empatia às mulheres em sua jornada pós-parto, reconhecendo a beleza e a complexidade das emoções que as acompanham nesse caminho de autodescoberta e crescimento.

Reajuste no Relacionamento

O pós-parto também traz ajustes no relacionamento do casal, incluindo a adaptação à nova dinâmica familiar e a redefinição dos papéis como pais.

Manter uma comunicação aberta e honesta é essencial. O casal deve discutir suas expectativas, preocupações e necessidades durante esse período de mudanças. Isso ajuda a evitar mal-entendidos e ressentimentos.

Com a chegada do bebê, surgem novas responsabilidades. É importante que o casal trabalhe em conjunto para distribuir as tarefas de forma equitativa, levando em consideração as habilidades e preferências de cada um.

O pós-parto pode ser um período desafiador, tanto emocional quanto fisicamente. É crucial que o casal se apoie mutuamente e ofereça suporte emocional durante esse tempo de transição.

A nova dinâmica familiar pode exigir flexibilidade por parte do casal. Eles podem precisar ajustar suas rotinas, prioridades e expectativas para se adaptar às necessidades do bebê e um do outro.

Mesmo com as demandas do bebê, é importante reservar tempo para o casal. Encontrar momentos para se conectar e desfrutar da companhia um do outro fortalece o vínculo e ajuda a manter a intimidade no relacionamento.

Cuidar de si mesmo é fundamental para poder cuidar do outro e do bebê. O casal deve se lembrar de reservar tempo para descansar, relaxar e fazer atividades que os ajudem a recarregar as energias.

O pós-parto traz consigo uma série de mudanças no relacionamento e na dinâmica familiar. É importante que o casal aceite essas mudanças e esteja aberto a se adaptar e crescer juntos como pais e parceiros.

o período pós-parto é um momento de ajustes e adaptações no relacionamento do casal. Com comunicação aberta, apoio mútuo e flexibilidade, eles podem superar os desafios e fortalecer seu vínculo enquanto embarcam nessa nova jornada como pais.

Autoconhecimento Corporal

É importante que as mulheres se familiarizem com o próprio corpo, incluindo a anatomia da vagina e suas zonas erógenas.

Compreender e se familiarizar com o próprio corpo é uma parte fundamental do autocuidado e da saúde sexual. Isso inclui não apenas a compreensão da anatomia básica, como a vagina e suas zonas erógenas, mas também o desenvolvimento de uma conexão consciente com as sensações corporais.

Conhecer a anatomia da vagina, incluindo as partes externas (vulva) e internas, pode ajudar as mulheres a entenderem melhor seu corpo e a reconhecerem qualquer mudança ou anomalia que possa ocorrer. Isso também é importante para garantir que elas se sintam confortáveis e confiantes em relação ao próprio corpo.

Além da vagina, as mulheres podem explorar outras partes do corpo que são sensíveis ao toque e que podem proporcionar prazer sexual, como os seios, os mamilos, o pescoço, os lábios, entre outras. Conhecer suas zonas erógenas ajuda as mulheres a se comunicarem melhor com seus parceiros e a experimentarem uma sexualidade mais satisfatória. Isso pode ajudar as mulheres a entenderem suas preferências sexuais, limites e desejos, além de promover a autoconfiança e o empoderamento sexual.

É importante que as mulheres se sintam à vontade para comunicar suas necessidades, desejos e limites aos parceiros sexuais. Isso cria um ambiente de respeito mútuo e promove uma experiência sexual mais satisfatória para ambas as partes.

Conhecer o próprio corpo também é importante para a saúde sexual. Isso inclui estar ciente dos sinais de infecções, doenças sexualmente transmissíveis (DSTs) e outros problemas de saúde que possam afetar a região genital. Consultas regulares com um ginecologista, uma sexóloga ou médico são essenciais para monitorar a saúde reprodutiva e sexual.

o autoconhecimento corporal é uma parte essencial do cuidado com a saúde e do bem-estar sexual das mulheres. Ao compreenderem melhor sua anatomia, zonas erógenas e sensações corporais, as mulheres podem desenvolver uma relação mais positiva e saudável com o próprio corpo, promovendo uma sexualidade mais satisfatória com o parceiro (a) uma vida mais plena.

Excitação e Prazer

Conhecer o que causa excitação e os pontos de prazer contribui para a harmonia sexual e a satisfação pessoal.

Absolutamente, a compreensão da excitação sexual e dos pontos de prazer é fundamental para promover a harmonia sexual e a satisfação pessoal. Aqui estão alguns motivos pelos quais isso é importante.

Entender o que causa excitação e quais são os pontos de prazer do próprio corpo é uma parte essencial do autoconhecimento sexual. Isso permite que as pessoas explorem suas próprias preferências, desejos e limites, o que é fundamental para uma vida sexual saudável e satisfatória.

Conhecer seus próprios pontos de prazer facilita a comunicação com o parceiro sexual. Ao compartilhar informações sobre o que é mais estimulante e gratificante, as pessoas podem melhorar a experiência sexual mútua e promover uma conexão mais íntima e satisfatória.

A compreensão da excitação e dos pontos de prazer pode promover uma maior intimidade entre os parceiros. Ao explorar juntos o que é mais excitante e prazeroso, as pessoas podem fortalecer o vínculo emocional e físico em seu relacionamento.

Conhecer e explorar os pontos de prazer pode aumentar significativamente a satisfação sexual. Ao se concentrar nas áreas do corpo que são mais sensíveis e gratificantes, as pessoas podem desfrutar de uma experiência sexual mais intensa e satisfatória.

Compreender a excitação e os pontos de prazer permite que as pessoas experimentem uma variedade de técnicas e atividades sexuais. Isso pode incluir a exploração de diferentes tipos de estimulação, fantasias sexuais, brinquedos eróticos e posições, o que pode adicionar diversão, emoção e criatividade à vida sexual.

A compreensão da excitação e dos pontos de prazer é essencial para promover uma vida sexual saudável, gratificante e satisfatória. Ao explorar e compartilhar essa compreensão com o parceiro, as pessoas podem fortalecer sua conexão íntima e desfrutar de uma experiência sexual mais plena e enriquecedora.

Comunicação na Intimidade

Exatamente! Comunicar ao seu parceiro sobre suas preferências em relação às posições sexuais é fundamental para promover uma experiência sexual mais satisfatória para ambos. Aqui estão alguns motivos pelos quais essa comunicação é importante:

compartilhar suas preferências, você e seu parceiro podem se sintonizar melhor durante o ato sexual. Isso permite que vocês explorem posições que sejam mais prazerosas e confortáveis para ambos, promovendo uma maior conexão e intimidade.

Conhecer as preferências um do outro ajuda a garantir que ambos os parceiros estejam desfrutando da experiência ao máximo. Ao escolher posições que são particularmente estimulantes ou gratificantes para você, você está aumentando as chances de ter uma experiência sexual mais prazerosa.

Comunicar suas preferências também ajuda a evitar desconforto ou dor durante o sexo. Se houver alguma posição que não seja confortável para você, é importante que seu parceiro saiba disso para que vocês possam evitar qualquer situação que possa ser desagradável.

Ao ser aberto sobre suas preferências sexuais, você está demonstrando confiança em seu relacionamento e em si mesmo. Isso pode fortalecer o vínculo entre vocês e criar um ambiente de maior confiança e segurança para explorar a sexualidade juntos.

Ao comunicar suas preferências, você também está abrindo espaço para que seu parceiro compartilhe as suas. Isso promove uma comunicação bidirecional e incentiva a reciprocidade, onde ambos os parceiros estão se esforçando para satisfazer um ao outro.

Conversar com seu parceiro sobre suas preferências em relação às posições sexuais é essencial para promover uma experiência sexual mais gratificante, íntima e prazerosa para ambos. Lembre-se de que a chave é a comunicação aberta, honesta e respeitosa, onde ambos os parceiros se sintam à vontade para expressar suas necessidades e desejos.

POSIÇÕES SEXUAIS PODEROSAS

MISSIONÁRIO: Esta é uma posição clássica em que o parceiro masculino fica por cima da parceira feminina. Oferece contato visual íntimo e permite uma penetração profunda, além de possibilitar a estimulação do clitóris através de movimentos pélvicos.

DE QUATRO OU CACHORRINHO: Nesta posição, a parceira fica de quatro e o parceiro se posiciona atrás dela. Permite uma penetração profunda e oferece estimulação adicional ao ponto G, além de proporcionar uma visão atraente para o parceiro.

COWGIRL: Nesta posição, a parceira fica por cima do parceiro, controlando o ritmo e a profundidade da penetração. Isso oferece controle total sobre o estímulo vaginal e clitoriano, enquanto o parceiro pode desfrutar da visão e da sensação de intimidade.

CONCHINHA: Os parceiros se deitam de lado, com o parceiro masculino atrás da parceira. Essa posição permite uma penetração mais suave e oferece aconchego e proximidade emocional, além de permitir fácil acesso ao clitóris para estimulação manual.

69: Nesta posição, ambos os parceiros se deitam de lado, com as cabeças posicionadas entre as pernas do outro. Isso permite sexo oral mútuo, proporcionando prazer para ambos os parceiros ao mesmo tempo.

TESOURA: Nesta posição, os parceiros se posicionam de lado, com as pernas entrelaçadas. Isso oferece uma estimulação íntima e direta do clitóris e permite o contato corporal próximo, promovendo uma sensação de intimidade profunda.

ESPELHO: Nesta posição, Os parceiros ficam de pé, frente a frente ou com a parceira virada de costas para o parceiro. Essa posição pode ser estimulante devido à sensação de aventura e à oportunidade de experimentar diferentes ângulos de penetração.

COLHER: Os parceiros se deitam de lado, com o parceiro masculino atrás da parceira. Isso permite uma penetração suave e profunda, enquanto também oferece intimidade e proximidade física.

LOTUS: Nesta posição, a parceira senta-se no colo do parceiro, envolvendo suas pernas ao redor do corpo dele. Isso oferece uma conexão íntima e permite uma penetração profunda, enquanto ambos os parceiros podem desfrutar do contato visual e do toque corporal.

ARANHA: O parceiro masculino fica deitado de costas com as pernas estendidas. A parceira fica por cima, de frente para ele, com os joelhos dobrados. Isso permite uma penetração profunda e oferece controle total para a parceira, enquanto o parceiro pode desfrutar do estímulo visual e tátil.

CADEIRA: O parceiro masculino senta-se em uma cadeira firme enquanto a parceira senta-se em seu colo, de frente para ele. Isso permite uma penetração profunda e oferece controle para ambos os parceiros, além de permitir a exploração de diferentes ângulos e ritmos.

DE JOELHOS: Nesta posição, a parceira ajoelha-se na beira da cama ou em outra superfície elevada, apoiando-se com as mãos. O parceiro masculino fica em pé ou ajoelha-se atrás dela, permitindo uma penetração profunda e oferecendo controle para ambos os parceiros.

CAVALGADA REVERSA: A parceira fica por cima do parceiro, de costas para ele. Isso oferece uma visão diferente e estimulante para ambos os parceiros, enquanto permite à parceira controlar o ritmo e a profundidade da penetração.

FERRADURA: parceiros se deitam de lado, com o parceiro masculino atrás da parceira. As pernas da parceira são dobradas, formando uma espécie de "ferradura" ao redor do corpo do parceiro. Isso permite uma penetração profunda e confortável, enquanto também oferece proximidade física e contato corporal.

Essas são apenas algumas das muitas posições sexuais que os casais podem experimentar para encontrar o que é mais prazeroso e satisfatório para eles. Lembre-se sempre de praticar sexo seguro e de comunicar-se abertamente com o parceiro sobre suas preferências e limites.

TEMPERA O AMBIENTE

Tempera o ambiente e deixar o mais gostoso, prazeroso, no clima da sedução amorosa, lembre-se cada pessoas usar sua a criatividades, viva cada momentos com seu parceiro(a) Ao preparar o ambiente para o sexo, lembre-se de que o mais importante é criar um espaço onde vocês se sintam confortáveis, relaxados e conectados um ao outro. Personalize o ambiente de acordo com as preferências de vocês como casal e esteja aberto para experimentar diferentes elementos que contribuam para uma experiência sexual mais gratificante.

Opte por uma iluminação suave e difusa, como velas ou luzes indiretas, em vez de luzes brilhantes. Isso ajuda a criar uma atmosfera mais íntima e relaxante.

Escolha uma trilha sonora que seja sensual e relaxante. Música suave e lenta pode ajudar a definir o clima e criar uma sensação de romance.

Use pétalas perfumadas, ou difusores de óleos essenciais para aromatizar o ambiente. Fragrâncias como lavanda, baunilha ou sândalo são conhecidas por terem efeitos relaxantes e afrodisíacos.

Adicione alguns toques românticos à decoração do ambiente, como pétalas de rosa espalhadas pela cama, lençóis macios e confortáveis, ou um arranjo de flores frescas.

Coloque algumas almofadas macias e cobertores aconchegantes para criar um espaço confortável e convidativo.

Regule a temperatura do ambiente para que seja confortável para ambos os parceiros. Certifique-se de que o ambiente não esteja muito quente nem muito frio.

Mantenha o ambiente limpo, arrumado e livre de distrações. Isso ajuda a criar um espaço mais relaxante e propício para a intimidade.

Garanta que o ambiente esteja livre de interrupções e que vocês tenham privacidade suficiente para desfrutar do momento.

O preparar do ambiente para o sexo pode criar uma atmosfera mais íntima, romântica e sensual.

www.ingramcontent.com/pod-product-compliance
Lightning Source LLC
Chambersburg PA
CBHW051709250726
48653CB00007B/2927